Hoe u van gezondheid en fitness een levensstijl kunt maken

Door

Rizwan Chuhan

2

Inhoudsopgave

9

INVOERING

Het belang om van gezondheid en fitness een levensstijl te maken, kan niet genoeg worden benadrukt. Het gaat er niet alleen om er goed uit te zien, maar ook om je goed te voelen en een hogere levenskwaliteit te hebben. Een gezonde levensstijl betekent bewuste keuzes maken om te leven op een manier die het fysieke, mentale en emotionele welzijn bevordert. Het omvat regelmatige lichaamsbeweging, gezonde eetgewoonten, voldoende slaap, stressbeheersing en het vermijden van schadelijk gedrag zoals roken en overmatig drinken.

In dit boek onderzoeken we de verschillende aspecten van een gezonde levensstijl en hoe je deze onderdeel kunt maken van je dagelijkse routine. Door het advies en de tips in dit boek op te volgen, bent u op weg naar een gezonder, gelukkiger en bevredigender leven.

We beginnen met te definiëren wat een gezonde levensstijl is en wat de voordelen hiervan zijn. Het belang van een gezonde levensstijl begrijpen is de eerste stap om er een prioriteit van te maken in je leven. Van daaruit zullen we onderzoeken hoe we realistische doelen kunnen stellen, een trainingsplan kunnen maken, gezonde eetgewoonten kunnen ontwikkelen en met stress kunnen omgaan. We zullen ook het belang bespreken van voldoende slaap en het opbouwen van een ondersteuningssysteem om u te helpen gemotiveerd en verantwoordelijk te blijven.

Aan het einde van dit boek beschik je over de kennis en hulpmiddelen die nodig zijn om van gezondheid en fitheid een levensstijl te maken in plaats van een kortetermijndoel. U zult beter begrijpen hoe u verschillende aspecten van uw leven in evenwicht kunt brengen en hoe u prioriteit kunt geven aan uw gezondheid en welzijn. Laten we beginnen!

Het belang om van gezondheid en fitness een levensstijl te maken

Van gezondheid en fitness een levensstijl maken is belangrijk omdat het een aanzienlijke invloed heeft op uw algehele welzijn. Hier zijn enkele redenen waarom:

Vermindert het risico op chronische ziekten: Een gezonde levensstijl met regelmatige lichaamsbeweging en een uitgebalanceerd dieet kan het risico op chronische ziekten zoals hartaandoeningen, beroertes, diabetes en bepaalde soorten kanker helpen verminderen.

Verbetert de geestelijke gezondheid: Lichaamsbeweging en een gezond dieet kunnen de geestelijke gezondheid helpen verbeteren door stress, angst en depressie te verminderen.

Verhoogt het energieniveau: een gezonde levensstijl kan het energieniveau verhogen, waardoor het gemakkelijker wordt om actief te blijven en dagelijkse taken uit te voeren.

Verbetert de slaapkwaliteit: Lichaamsbeweging en een gezond dieet kunnen de slaapkwaliteit verbeteren, waardoor u verfrist en energiek wakker wordt.

Verhoogt de levensduur: door een gezonde levensstijl aan te

nemen, vergroot u uw kansen op een langer en gezonder leven.

Verbetert het zelfvertrouwen: Regelmatige lichaamsbeweging en een gezond dieet kunnen u helpen een beter gevoel over uzelf te krijgen, wat leidt tot meer zelfvertrouwen en eigenwaarde.

Bespaart geld: Door een gezonde levensstijl aan te houden, kunt u geld besparen op zorgkosten die samenhangen met chronische ziekten.

Over het algemeen is het essentieel om van gezondheid en fitness een levensstijl te maken om uw levenskwaliteit te verbeteren en uw kansen op een langer en gezonder leven te vergroten. Door prioriteit te geven aan uw gezondheid, kunt u de vele voordelen ervaren die gepaard gaan met een gezonde levensstijl.

17

Wat is een gezonde levensstijl?

Een gezonde levensstijl verwijst naar een manier van leven die het fysieke, mentale en emotionele welzijn bevordert. Het gaat om het maken van bewuste keuzes die de algehele gezondheid en het welzijn ondersteunen. Hier zijn enkele belangrijke componenten van een gezonde levensstijl:

Regelmatige lichaamsbeweging: regelmatig aan lichaamsbeweging doen is belangrijk voor het behouden van een gezond gewicht, het verbeteren van de cardiovasculaire gezondheid en het verminderen van het risico op chronische ziekten.

Evenwichtig en voedzaam dieet: Het eten van een uitgebalanceerd en voedzaam dieet dat rijk is aan fruit, groenten, volle granen, magere eiwitten en gezonde vetten is essentieel voor het behoud van een optimale gezondheid en het voorkomen van chronische ziekten.

Voldoende slaap: Voldoende slaap krijgen is cruciaal voor het behoud van de algehele gezondheid en het welzijn. Volwassenen moeten streven naar 7-8 uur slaap per nacht.

Stressbeheersing: Stress kan een negatieve invloed hebben op de algehele gezondheid, dus het leren van effectieve technieken voor stressbeheersing, zoals meditatie, diep ademhalen of yoga, kan helpen een goede gezondheid te behouden.

Vermijden van schadelijk gedrag: Het vermijden van schadelijk gedrag zoals roken en overmatig drinken is belangrijk voor het behoud van een goede gezondheid.

Regelmatige gezondheidscontroles: Regelmatige gezondheidscontroles kunnen potentiële gezondheidsproblemen helpen identificeren en voorkomen, wat leidt tot betere gezondheidsresultaten.

Door een gezonde levensstijl aan te nemen, kunt u tal van voordelen ervaren, zoals een verbeterde fysieke fitheid, mentaal welzijn, meer energie en een verminderd risico op chronische ziekten.

De voordelen van een gezonde levensstijl

Er zijn veel voordelen van een gezonde levensstijl, waaronder:

Verminderd risico op chronische ziekten: Een gezonde levensstijl met regelmatige lichaamsbeweging en een uitgebalanceerd dieet kan het risico op chronische ziekten zoals hartaandoeningen, beroertes, diabetes en bepaalde soorten kanker helpen verminderen.

Verbeterde geestelijke gezondheid: lichaamsbeweging en een gezond dieet kunnen de geestelijke gezondheid helpen verbeteren door stress, angst en depressie te verminderen.

Verhoogde energie: Een gezonde levensstijl kan het energieniveau verhogen, waardoor het gemakkelijker wordt om actief te blijven en dagelijkse taken uit te voeren.

Betere slaapkwaliteit: Lichaamsbeweging en een gezond dieet kunnen de slaapkwaliteit verbeteren, waardoor u verfrist en energiek wakker wordt.

Verbeterde cognitieve functie: het is aangetoond dat regelmatige lichaamsbeweging en een gezond dieet de cognitieve functie verbeteren, inclusief het geheugen en de aandachtsspanne.

Langere levensduur: door een gezonde levensstijl aan te nemen, vergroot u uw kansen op een langer en gezonder leven.

Verbeterd gevoel van eigenwaarde en zelfvertrouwen: Regelmatige lichaamsbeweging en een gezond dieet kunnen u helpen een beter gevoel over uzelf te krijgen, wat leidt tot meer zelfvertrouwen en eigenwaarde.

Verbeterde immuunfunctie: Een gezonde levensstijl kan de immuunfunctie verbeteren, waardoor het voor uw lichaam gemakkelijker wordt om ziekten en aandoeningen te bestrijden.

Over het algemeen kan een gezonde levensstijl een positieve invloed hebben op zowel de lichamelijke als de geestelijke gezondheid, wat leidt tot een betere levenskwaliteit en een langere levensduur. Door prioriteit te geven aan uw gezondheid, kunt u de vele voordelen ervaren die gepaard gaan met een gezonde levensstijl.

Hoofdstuk nr. 1

Doelen stellen

Het stellen van doelen is een belangrijke eerste stap om van gezondheid en fitness een levensstijl te maken. Doelen helpen richting, motivatie en focus te geven, allemaal cruciale componenten bij het bereiken van een gezonde levensstijl. Hier zijn enkele tips voor het stellen van doelen:

Wees specifiek: Door specifieke doelen te stellen, kunt u precies bepalen wat u wilt bereiken. Stel bijvoorbeeld in plaats van een doel te stellen om "af te vallen", een doel in om "10 pond te verliezen in 2 maanden".

Maak ze meetbaar: met meetbare doelen kunt u uw voortgang volgen en bepalen of u op schema ligt om het gewenste resultaat te bereiken. Houd bijvoorbeeld je dagelijkse stappen bij of meet je middelomtrek.

Stel realistische doelen: Door realistische doelen te stellen die binnen een bepaald tijdsbestek haalbaar zijn, kunt u gemotiveerd blijven en frustratie voorkomen. Vermijd het stellen van doelen die te ambitieus en onrealistisch zijn.

Maak een plan: Zodra u uw doelen hebt geïdentificeerd, maakt u een plan met de stappen die u moet nemen om ze te bereiken. Uw plan moet specifieke acties bevatten die u zult ondernemen en een tijdlijn voor wanneer u ze zult ondernemen.

Vier mijlpalen: Door onderweg mijlpalen te vieren, kunt u gemotiveerd en gefocust blijven. Beloon jezelf wanneer je een doel bereikt, hoe klein ook.

Controleer en pas uw doelen regelmatig aan: Door uw doelen en voortgang regelmatig te bekijken, kunt u op schema blijven en indien nodig aanpassingen maken. Sta open voor het aanbrengen van wijzigingen in uw doelen en plannen terwijl u leert en groeit.

Het stellen van doelen is een belangrijke stap om van gezondheid en fitness een levensstijl te maken. Door specifieke, meetbare en realistische doelen te stellen en een plan te maken om deze te bereiken, kunt u gemotiveerd en gefocust blijven op het bereiken van een gezonde levensstijl.

Waarom het stellen van doelen belangrijk is

Het stellen van doelen is om verschillende redenen belangrijk:

Geeft richting en focus: Het stellen van doelen helpt om een duidelijke richting en focus te geven op wat u wilt bereiken. Door specifieke doelen te identificeren, kunt u een stappenplan maken voor hoe u daar zult komen, wat u kan helpen op het goede spoor te blijven en u te concentreren op het einddoel.

Verhoogt de motivatie: Doelen kunnen een bron van motivatie zijn om te blijven werken om ze te bereiken. Door grotere doelen op te splitsen in kleinere, beter beheersbare stappen, kunt u een gevoel van voldoening ervaren wanneer u elke mijlpaal bereikt.

Zorgt voor verantwoordelijkheid: Het stellen van doelen kan een gevoel van verantwoordelijkheid geven terwijl u eraan werkt om ze te bereiken. Door deadlines te stellen en een plan te maken om uw doelen te bereiken, kunt u uzelf verantwoordelijk houden voor uw voortgang.

Maakt het volgen van de voortgang mogelijk: Door specifieke, meetbare doelen in te stellen, kan de voortgang worden gevolgd. Door regelmatig uw voortgang bij te houden, kunt u bepalen wat werkt en wat moet worden aangepast om uw doelen te bereiken.

Verhoogt het zelfvertrouwen: Het bereiken van doelen kan een gevoel van voldoening geven en het vertrouwen in uw capaciteiten vergroten. Dit kan u motiveren om vooruitgang te blijven boeken in de richting van uw doelen en om van gezondheid en fitness een levensstijl te maken.

Over het algemeen is het stellen van doelen een belangrijke stap om van gezondheid en fitness een levensstijl te maken. Doelen geven richting, motivatie, verantwoordelijkheid, het bijhouden van de voortgang en vertrouwen, die allemaal essentieel zijn bij het bereiken van een gezonde levensstijl.

Hoe realistische doelen te stellen

Het stellen van realistische doelen is essentieel om vooruitgang te boeken op weg naar een gezonde levensstijl. Hier zijn enkele tips voor het stellen van realistische doelen:

Beoordeel uw huidige levensstijl: voordat u doelen stelt, is het belangrijk om uw huidige levensstijl te beoordelen en verbeterpunten te identificeren. Houd rekening met uw huidige fitnessniveau, eetgewoonten en algehele gezondheid.

Wees specifiek: Door specifieke doelen te stellen, kunt u precies bepalen wat u wilt bereiken. Stel bijvoorbeeld in plaats van een doel te stellen om "af te vallen", een doel om "5 pond te verliezen in de volgende maand".

Maak ze meetbaar: met meetbare doelen kunt u uw voortgang volgen en bepalen of u op schema ligt om het gewenste resultaat te bereiken. Houd bijvoorbeeld je dagelijkse stappen bij of meet je middelomtrek.

Houd rekening met uw beperkingen: Wees realistisch over uw beperkingen en houd er rekening mee bij het stellen van doelen. Als je bijvoorbeeld een druk schema hebt, is het misschien niet realistisch om als doel te stellen om elke dag twee uur te trainen. Overweeg in plaats daarvan een doel te stellen om drie keer per week 30 minuten te trainen.

Splits ze op in kleinere doelen: Door grotere doelen op te splitsen in kleinere, beter beheersbare doelen, kunnen ze beter haalbaar worden. Hierdoor kunt u ook de voortgang volgen, wat u kan helpen gemotiveerd te blijven.

Stel een tijdschema in: Het instellen van een tijdschema

voor het bereiken van uw doelen kan een gevoel van urgentie en motivatie geven. Wees realistisch over de hoeveelheid tijd die nodig is om uw doelen te bereiken.

Maak ze uitdagend maar haalbaar: hoewel het belangrijk is om realistische doelen te stellen, wil je er ook zeker van zijn dat ze uitdagend genoeg zijn om je te motiveren. Overweeg om doelen te stellen die net buiten je huidige mogelijkheden liggen, maar die met moeite haalbaar zijn.

Door realistische doelen te stellen, kunt u gestage

vooruitgang boeken bij het bereiken van een gezonde levensstijl. Vergeet niet om uw doelen regelmatig te herzien en indien nodig aan te passen om ervoor te zorgen dat ze realistisch en haalbaar blijven.

39

Het volgen van de voortgang naar doelen

Het volgen van de voortgang in de richting van uw doelen is een belangrijk onderdeel van het maken van gezondheid en fitness tot een levensstijl. Hier volgen enkele tips om uw voortgang bij te houden:

Gebruik een dagboek of planner: het bijhouden van een dagboek of planner kan u helpen uw voortgang naar uw doelen bij te houden. Schrijf je doelen op, evenals de stappen die je moet nemen om ze te bereiken. Gebruik uw dagboek of planner om uw voortgang bij te houden en eventuele successen of uitdagingen die u ervaart vast te leggen.

Gebruik een fitness- of gezondheidsapp: er zijn veel fitness- en gezondheidsapps beschikbaar die u kunnen helpen bij het volgen van uw voortgang naar uw doelen. Deze apps kunnen u helpen uw fysieke activiteit, voeding, slaap en andere gezondheidsgerelateerde statistieken bij te houden. Enkele populaire opties zijn MyFitnessPal, Fitbit en Apple Health.

Voer metingen uit: Door metingen te doen, kunt u uw

voortgang naar specifieke doelen volgen, zoals gewichtsverlies of spiergroei. Gebruik een weegschaal, meetlint of analyseapparaat voor lichaamssamenstelling om uw voortgang in de loop van de tijd bij te houden.

Stel mijlpalen in: Door onderweg mijlpalen te stellen, kunt u gemotiveerd en gefocust blijven op het bereiken van uw doelen. Vier wanneer je een mijlpaal bereikt, hoe klein ook, om jezelf gemotiveerd te houden.

Controleer regelmatig uw voortgang: Door regelmatig uw voortgang te bekijken, kunt u bepalen wat werkt en wat moet worden aangepast. Bekijk uw voortgang wekelijks of maandelijks en pas uw doelen of plan indien nodig aan.

Door uw voortgang naar uw doelen bij te houden, kunt u gemotiveerd en gefocust blijven om van gezondheid en fitness een levensstijl te maken. Gebruik de volgmethodes die voor jou het beste werken en controleer regelmatig je voortgang om op schema te blijven.

Hoofdstuk nr. 2

Oefening

Lichaamsbeweging is een belangrijk onderdeel om van gezondheid en fitness een levensstijl te maken. Regelmatige lichaamsbeweging kan u helpen een gezond gewicht te behouden, het risico op chronische ziekten te verminderen, de geestelijke gezondheid te verbeteren en het algehele welzijn te vergroten. Hier zijn enkele belangrijke punten om te overwegen als het gaat om lichaamsbeweging:

Soorten oefeningen: Er zijn verschillende soorten oefeningen, waaronder aerobe oefeningen, krachttraining en flexibiliteitsoefeningen . Het is belangrijk om een verscheidenheid aan oefeningen in uw routine op te nemen om de volledige voordelen van fysieke activiteit te benutten.

Frequentie en duur: De American Heart Association beveelt ten minste 150 minuten matige intensiteit aërobe oefening of 75 minuten krachtige intensiteit aërobe oefening per week aan. Bovendien moeten krachttrainingsoefeningen minstens twee dagen per week worden gedaan, gericht op alle grote spiergroepen.

De juiste oefening kiezen: Kies een oefening die je leuk vindt, omdat dit je kan helpen om het op de lange termijn vol te houden. Als je net begint met sporten of een gezondheidsprobleem hebt, raadpleeg dan een zorgverlener om te bepalen wat voor jou de beste vorm van lichaamsbeweging is.

Veiligheidsoverwegingen: doe altijd een warming-up voor het sporten en een cooling-down erna. Draag geschikt schoeisel en geschikte kleding en blijf gehydrateerd tijdens het sporten. Als u pijn of ongemak ervaart tijdens het sporten, stop dan en zoek medisch advies.

Fysieke activiteit opnemen in het dagelijks leven: neem naast geplande trainingssessies fysieke activiteit op in uw dagelijks leven. Neem de trap in plaats van de lift, loop of fiets naar je werk of school en neem tijdens de werkdag pauzes om te stretchen of te wandelen.

Van lichaamsbeweging een gewoonte maken: Consistentie is de sleutel als het gaat om lichaamsbeweging. Maak van lichaamsbeweging een vast onderdeel van uw routine en plan het in uw dag om ervoor te zorgen dat het een gewoonte wordt.

Door lichaamsbeweging in uw levensstijl op te nemen, kunt u de fysieke en mentale voordelen van fysieke activiteit plukken. Vergeet niet om oefeningen te kiezen die u leuk vindt, maak er een gewoonte van en raadpleeg indien nodig een zorgverlener om veilige en effectieve oefeningen te garanderen.

De voordelen van lichaamsbeweging

Regelmatige lichaamsbeweging biedt een breed scala aan voordelen voor zowel de fysieke als de mentale gezondheid. Hier zijn enkele van de belangrijkste voordelen van lichaamsbeweging:

Verbeterde cardiovasculaire gezondheid: Oefening kan de gezondheid van het hart helpen verbeteren door de hartspier te versterken, de bloeddruk te verlagen en de bloedsomloop te verbeteren.

Gewichtsbeheersing:
Regelmatige lichaamsbeweging kan helpen een gezond gewicht te behouden door calorieën te verbranden en spiermassa op te bouwen.

Verminderd risico op chronische ziekten: Er is aangetoond dat lichaamsbeweging het risico op chronische ziekten zoals diabetes type 2, hoge bloeddruk en sommige vormen van kanker vermindert.

Sterkere botten en spieren: Regelmatige lichaamsbeweging kan helpen bij het opbouwen en behouden van sterke botten en spieren, waardoor het risico op osteoporose en andere aandoeningen wordt verminderd.

Verbeterde geestelijke gezondheid: Het is aangetoond dat lichaamsbeweging de symptomen van angst en depressie vermindert en de algehele stemming verbetert.

Beter slapen: Lichaamsbeweging kan de slaapkwaliteit en -duur helpen verbeteren, wat leidt tot een betere algehele gezondheid.

Verhoogde energie en uithoudingsvermogen:

regelmatige lichaamsbeweging kan het energieniveau verhogen en het algehele fysieke uithoudingsvermogen verbeteren.

Verbeterde cognitieve functie: Oefening is in verband gebracht met een verbeterde cognitieve functie, waaronder een beter geheugen en focus.

Het opnemen van regelmatige lichaamsbeweging in uw levensstijl kan tal van voordelen voor de lichamelijke en geestelijke gezondheid opleveren. Of het nu gaat om een dagelijkse wandeling, deelnemen aan groepsfitnesslessen of sporten, zoek een activiteit die je leuk vindt en maak er een vast onderdeel van je routine van.

Soorten oefeningen

Er zijn drie belangrijke soorten oefeningen die moeten worden opgenomen in een uitgebalanceerde fitnessroutine:

Aërobe oefening: Aërobe oefening, ook bekend als cardio, is elke activiteit die uw hartslag en ademhaling verhoogt, zoals hardlopen, fietsen, zwemmen of dansen. Dit type oefening helpt de cardiovasculaire gezondheid te verbeteren, calorieën te verbranden en het uithoudingsvermogen te verbeteren.

Krachttraining: Krachttraining omvat het werken met gewichten of weerstandsbanden om spiermassa op te bouwen en te behouden. Dit type oefening kan helpen de botdichtheid te verbeteren, het risico op letsel te verminderen en de stofwisseling te verhogen.

Flexibiliteitsoefeningen: Flexibiliteitsoefeningen, zoals stretchen of yoga, kunnen de flexibiliteit, het evenwicht en het bewegingsbereik helpen verbeteren. Deze oefeningen kunnen helpen het risico op blessures te verminderen en de houding te verbeteren.

Naast deze drie hoofdtypen van lichaamsbeweging zijn er ook andere vormen van fysieke activiteit die kunnen worden opgenomen in een fitnessroutine, zoals intervaltraining met hoge intensiteit (HIIT), Pilates of sporten zoals basketbal of voetbal.

Het is belangrijk om verschillende oefeningen in je routine op te nemen om ervoor te zorgen dat alle spiergroepen worden getraind en om overbelastingsblessures te voorkomen. Raadpleeg een fitnessprofessional of zorgverlener om het beste type en de hoeveelheid lichaamsbeweging te bepalen voor uw individuele behoeften en doelen.

Een oefenplan maken

Het maken van een trainingsplan kan u helpen gemotiveerd te blijven, op het goede spoor te blijven en uw fitnessdoelen te bereiken. Hier zijn enkele stappen om u te helpen bij het maken van een oefenplan:

Stel realistische doelen: Bepaal wat u wilt bereiken met uw trainingsplan, of het nu gaat om afvallen, spieropbouw of het verbeteren van uw algehele conditie.

Bepaal uw startpunt: beoordeel uw huidige fitnessniveau,

rekening houdend met factoren zoals leeftijd, fitnessgeschiedenis en eventuele gezondheidsproblemen.

Kies activiteiten die u leuk vindt: Selecteer oefeningen of activiteiten die u leuk vindt en waar u naar uitkijkt. Dit zal je helpen gemotiveerd te blijven en je op de lange termijn aan je plan te houden.

Bepaal frequentie en duur: Bepaal hoe vaak u gaat trainen en hoe lang elke sessie zal duren. Streef naar minimaal 150 minuten matige intensiteit aerobics per week, samen met twee dagen krachttraining.

Maak een schema: Plan uw trainingsschema voor de week, rekening houdend met eventuele andere toezeggingen of verplichtingen die u heeft.

Begin langzaam en verhoog geleidelijk de intensiteit: begin met een beheersbare hoeveelheid lichaamsbeweging en verhoog geleidelijk de intensiteit en duur naarmate u zich meer op uw gemak voelt.

Zorg voor afwisseling: neem een verscheidenheid aan oefeningen op in uw routine om verschillende spiergroepen te trainen en verveling of burn-out te voorkomen.

Houd uw voortgang bij: Houd uw voortgang bij om gemotiveerd te blijven en uw prestaties te vieren.

Vergeet niet om een zorgverlener te raadplegen voordat u aan een nieuwe trainingsroutine begint, vooral als u gezondheidsproblemen of medische aandoeningen heeft. Met een goed ontworpen trainingsplan kunt u uw fitnessdoelen bereiken en genieten van de talrijke fysieke en mentale voordelen van regelmatige lichaamsbeweging.

Het overwinnen van belemmeringen om te oefenen

Er zijn veel voorkomende belemmeringen die het moeilijk kunnen maken om je aan een trainingsroutine te houden. Hier zijn enkele tips om deze barrières te overwinnen:

Gebrek aan tijd: Als je een druk schema hebt, probeer dan je training op te splitsen in kortere sessies gedurende de dag. Zelfs 10-15 minuten lichaamsbeweging per keer kan nuttig zijn.

Gebrek aan motivatie: zoek een oefenpartner of doe mee aan een groepsfitnessles om gemotiveerd te blijven. Probeer ook haalbare doelen te stellen en jezelf te belonen wanneer je ze bereikt.

Gebrek aan energie: als je je moe voelt of weinig energie hebt, probeer dan meer herstellende oefeningen in je routine op te nemen, zoals yoga of tai chi.

Letsel of pijn: Als u een blessure of chronische pijn heeft, spreek dan met een zorgverlener of fysiotherapeut om oefeningen te bepalen die veilig voor u zijn.

Weer- of omgevingsfactoren: Als het weer of andere omgevingsfactoren u ervan weerhouden om buiten te trainen, overweeg dan om lid te worden van een sportschool of te investeren in fitnessapparatuur voor thuis.

Kosten: als de kosten van een lidmaatschap van een sportschool of apparatuur een belemmering vormen, zijn er veel goedkope of gratis opties beschikbaar, zoals buiten wandelen of hardlopen, online trainingsvideo's gebruiken of deelnemen aan fitnesslessen in de gemeenschap.

Gebrek aan kennis of ervaring: als je net begint met trainen, overweeg dan om samen te werken met een personal trainer of fitnessprofessional om de juiste vorm en techniek te leren en persoonlijke begeleiding te krijgen.

Door deze barrières te identificeren en aan te pakken, kunt u obstakels om te oefenen overwinnen en fysieke activiteit een vast onderdeel van uw routine maken.

Hoofdstuk nr. 3

Voeding

Goede voeding is essentieel voor de algehele gezondheid en het welzijn. In dit hoofdstuk gaan we in op het belang van gezonde voeding en geven we tips om je voeding te verbeteren.

Het belang van een gezond voedingspatroon: Een gezond voedingspatroon voorziet het lichaam van de voedingsstoffen die het nodig heeft om goed te functioneren, waaronder eiwitten, koolhydraten, vetten, vitamines en mineralen. Een uitgebalanceerd dieet kan helpen het risico op chronische ziekten te verminderen, een gezond gewicht te behouden en het energieniveau te verbeteren.

Sleutelcomponenten van een gezond dieet: Een gezond dieet moet een verscheidenheid aan fruit, groenten, volle granen, magere eiwitbronnen en gezonde vetten bevatten. Het is belangrijk om bewerkte voedingsmiddelen, suikerhoudende dranken en voedingsmiddelen met veel verzadigde en transvetten te beperken.

Portiecontrole: Zelfs gezond voedsel kan leiden tot gewichtstoename als het in grote porties wordt geconsumeerd.

Oefen portiecontrole door kleinere borden te gebruiken, portiegroottes af te meten en aandacht te schenken aan signalen voor honger en volheid.

Hydratatie: Een goede hydratatie is belangrijk voor de algehele gezondheid en kan helpen het energieniveau te verbeteren, de spijsvertering te bevorderen en een gezonde huid te behouden. Streef naar minimaal acht glazen water per dag en beperk suikerhoudende dranken.

Mindful eten: Aandacht besteden aan wat en hoeveel u eet, kan u helpen gezondere keuzes te maken en meer van uw eten te genieten. Oefen bewust eten door langzaam te eten, van je eten te genieten en aandacht te schenken aan signalen van honger en volheid.

Planning en voorbereiding: Door van tevoren gezonde maaltijden en snacks te plannen en te bereiden, kunt u op schema blijven met uw voedingsdoelen en ongezonde keuzes vermijden wanneer de tijd beperkt is.

Begeleiding zoeken: Als u specifieke voedingsproblemen of dieetbeperkingen heeft, raadpleeg dan een geregistreerde diëtist of zorgverlener voor persoonlijke begeleiding en advies.

Door kleine veranderingen in uw dieet aan te brengen en bewust te zijn van uw voedingskeuzes, kunt u uw voeding en algehele gezondheid verbeteren.

Het belang van voeding

Voeding is essentieel voor het behoud van een goede gezondheid en welzijn. Het voorziet het lichaam van de voedingsstoffen die het nodig heeft om goed te functioneren, waaronder energie, eiwitten, koolhydraten, vetten, vitaminen en mineralen. Hier zijn enkele redenen waarom voeding belangrijk is:

Het risico op chronische ziekten verminderen: Een gezond voedingspatroon kan het risico op chronische ziekten zoals hartaandoeningen, diabetes en bepaalde soorten kanker helpen verminderen. Voedsel dat rijk is aan voedingsstoffen kan ook helpen het immuunsysteem te versterken en ontstekingen in het lichaam te verminderen.

Een gezond gewicht behouden: Goede voeding is essentieel voor het behouden van een gezond gewicht. Een uitgebalanceerd dieet dat rijk is aan hele voedingsmiddelen en weinig bewerkte voedingsmiddelen en toegevoegde suikers kan helpen de eetlust te reguleren en overeten te voorkomen.

Verbetering van het energieniveau: voedsel dat rijk is aan voedingsstoffen voorziet het lichaam van de energie die het nodig heeft om goed te functioneren. Een dieet dat rijk is aan complexe koolhydraten, magere eiwitten en gezonde vetten kan helpen het energieniveau te verbeteren en gevoelens van vermoeidheid te verminderen.

Verbetering van de geestelijke gezondheid: goede voeding is essentieel voor het behoud van een goede geestelijke gezondheid. Een uitgebalanceerd dieet dat rijk is aan onbewerkte voedingsmiddelen en weinig bewerkte voedingsmiddelen en toegevoegde suikers kan helpen de stemming te verbeteren, symptomen van depressie en angst te verminderen en de cognitieve functie te verbeteren.

Gezond ouder worden bevorderen: Een gezond voedingspatroon kan gezond ouder worden helpen bevorderen door het risico op ouderdomsziekten zoals dementie en osteoporose te verminderen. Voedsel dat rijk is aan voedingsstoffen kan ook helpen de spiermassa te behouden en spierverlies door leeftijd te voorkomen.

Door van goede voeding een prioriteit te maken en een uitgebalanceerd dieet te volgen dat rijk is aan onbewerkte voedingsmiddelen, kunt u een goede gezondheid en welzijn bevorderen en het risico op chronische ziekten verminderen.

Inzicht in macronutriënten en micronutriënten

Macronutriënten en micronutriënten zijn essentiële componenten van een gezond voedingspatroon. Hier is een kort overzicht van elk:

Macronutriënten:
Macronutriënten zijn voedingsstoffen die in relatief grote hoeveelheden nodig zijn en het lichaam van energie voorzien. Er zijn drie macronutriënten:

Koolhydraten: Koolhydraten zijn de belangrijkste energiebron van het lichaam. Ze zijn te vinden in voedingsmiddelen zoals brood, pasta, fruit en groenten.

Eiwitten: Eiwitten zijn essentieel voor de opbouw en het herstel van weefsels in het lichaam en ze spelen ook een rol bij het behoud van een gezond immuunsysteem. Bronnen van eiwitten zijn vlees, gevogelte, vis, bonen en zuivelproducten.

Vetten: Vetten zijn essentieel voor veel lichaamsfuncties, waaronder het leveren van energie, het beschermen van organen en het helpen van het lichaam om bepaalde vitamines op te nemen. Gezonde bronnen van vetten zijn noten, zaden, avocado's en vette vis.

Micronutriënten:
Micronutriënten zijn voedingsstoffen die in kleinere hoeveelheden nodig zijn, maar toch essentieel zijn voor een goede gezondheid. Ze bevatten vitamines en mineralen:

Vitaminen: Vitaminen zijn organische verbindingen die het lichaam in kleine hoeveelheden nodig heeft voor verschillende functies, zoals het behoud van een gezonde huid, het bevorderen van wondgenezing en het ondersteunen van het immuunsysteem. Vitaminen zijn te vinden in een verscheidenheid aan voedingsmiddelen, zoals fruit, groenten, volle granen en zuivelproducten.

Mineralen: Mineralen zijn anorganische verbindingen die belangrijk zijn voor het behoud van gezonde botten, het reguleren van de vochtbalans en het ondersteunen van verschillende lichaamsfuncties. Bronnen van mineralen zijn onder meer zuivelproducten, groene bladgroenten, noten en volle granen.

Door een uitgebalanceerd dieet te volgen dat een verscheidenheid aan voedingsmiddelen uit alle voedselgroepen bevat, kunt u ervoor zorgen dat u alle macronutriënten en micronutriënten binnenkrijgt die uw lichaam nodig heeft om goed te functioneren.

Een gezond maaltijdplan maken

Het opstellen van een gezond maaltijdplan is een effectieve manier om ervoor te zorgen dat u alle voedingsstoffen binnenkrijgt die uw lichaam nodig heeft om goed te functioneren. Hier zijn enkele tips voor het maken van een gezond maaltijdplan:

Concentreer u op hele, voedzame voedingsmiddelen: neem veel fruit, groenten, volle granen, magere eiwitten en gezonde vetten op in uw maaltijden. Deze voedingsmiddelen bevatten veel voedingsstoffen en zullen je de hele dag lang van energie voorzien.

Plan uw maaltijden van tevoren: Neem aan het begin van elke week de tijd om uw maaltijden voor de komende week te plannen. Dit zal je helpen op het goede spoor te blijven en de verleiding te vermijden om ongezonde keuzes te maken als je weinig tijd hebt.

Zorg voor een verscheidenheid aan voedingsmiddelen: Als u een verscheidenheid aan voedingsmiddelen eet, zorgt u ervoor dat u een breed scala aan voedingsstoffen binnenkrijgt. Probeer voedingsmiddelen uit alle voedselgroepen in uw maaltijden op te nemen.

Sla geen maaltijden over: Het overslaan van maaltijden kan leiden tot overeten en maakt het moeilijker om je aan een gezond eetplan te houden. Zorg ervoor dat je drie maaltijden per dag eet en eet tussendoor gezonde tussendoortjes als je daar behoefte aan hebt.

Houd rekening met portiegroottes: let op portiegroottes en probeer te eten totdat u tevreden bent, niet overdreven vol.

Blijf gehydrateerd: Zorg ervoor dat u de hele dag door veel water drinkt om gehydrateerd te blijven en de juiste lichaamsfuncties te ondersteunen.

Houd rekening met uw individuele behoeften: als u specifieke dieetbeperkingen of gezondheidsproblemen heeft, zorg er dan voor dat u hiermee rekening houdt bij het plannen van uw maaltijden.

Onthoud dat het maken van een gezond maaltijdplan niet gaat over beperking of ontbering. Het gaat er eerder om je lichaam te voeden met de voedingsstoffen die het nodig heeft om optimaal te functioneren. Met wat planning en inspanning kunt u een maaltijdplan maken dat voor u werkt en uw algehele gezondheid en welzijn ondersteunt.

83

Het overwinnen van belemmeringen voor gezond eten

Hoewel het maken van een gezond maaltijdplan nuttig kan zijn, kan het moeilijk zijn om je eraan te houden ondanks verschillende barrières. Hier zijn enkele tips om veelvoorkomende belemmeringen voor gezond eten te overwinnen:

Gebrek aan tijd: Veel mensen hebben het gevoel dat ze niet genoeg tijd hebben om gezonde maaltijden te bereiden. Een oplossing is om maaltijden van tevoren te bereiden, bijvoorbeeld in het weekend, en deze in de koelkast of vriezer te bewaren voor later gebruik. U kunt ook snelle en gemakkelijke maaltijdideeën proberen, zoals salades, roerbakgerechten en soepen die in korte tijd kunnen worden bereid.

Gebrek aan kennis: Sommige mensen weten misschien niet wat een gezond dieet inhoudt of hoe ze gezonde maaltijden moeten bereiden. Overweeg advies in te winnen bij een geregistreerde diëtist of betrouwbare informatiebronnen te gebruiken om meer te weten te komen over gezonde eetgewoonten.

Voedselvoorkeuren: Sommige mensen houden misschien niet van de smaak van gezond voedsel, zoals groenten of volle granen. Probeer te experimenteren met verschillende bereidingsmethoden en smaakmakers om manieren te vinden om gezond voedsel leuker te maken.

Sociale druk: sociale gebeurtenissen of groepsdruk kunnen het moeilijk maken om vast te houden aan gezonde eetgewoonten. Probeer in deze situaties waar mogelijk gezondere keuzes te maken, of neem je eigen gezonde gerecht mee om te delen.

Kosten: Sommige mensen zien gezond voedsel misschien als duurder dan ongezonde opties. Er zijn echter veel betaalbare gezonde voedingsmiddelen, zoals bonen, linzen, diepvriesgroenten en volle granen. U kunt ook zoeken naar verkopen en kortingsbonnen om geld te besparen op aankopen van gezond voedsel.

Door deze gemeenschappelijke barrières te identificeren en aan te pakken, kunt u obstakels voor gezond eten overwinnen en er een vast onderdeel van uw levensstijl van maken.

Hoofdstuk nr. 4

Slaap

Slaap is een cruciaal onderdeel van de algehele gezondheid en het welzijn. In dit hoofdstuk gaan we in op het belang van slaap en hoe je de kwaliteit van je slaap kunt verbeteren.

Het belang van slaap: Slaap is essentieel voor veel lichaamsfuncties, waaronder fysiek en mentaal herstel, geheugenconsolidatie en hormoonregulatie. Gebrek aan slaap kan negatieve gevolgen hebben voor uw gezondheid, waaronder een verhoogd risico op obesitas, diabetes, hartaandoeningen en depressies.

Aanbevolen hoeveelheid slaap: De aanbevolen hoeveelheid slaap varieert afhankelijk van leeftijd en individuele behoeften. De meeste volwassenen hebben 7-9 uur slaap per nacht nodig, terwijl kinderen en tieners meer nodig hebben.

Tips om de slaapkwaliteit te verbeteren: Er zijn veel strategieën om de kwaliteit van je slaap te verbeteren, waaronder:

Het opzetten van een regelmatig slaapritme

Een ontspannende bedtijdroutine creëren

Een comfortabele slaapomgeving creëren

Vermijd cafeïne, alcohol en grote maaltijden voor het slapen gaan

Schermtijd voor het slapengaan beperken

Overdag regelmatig bewegen

Slaapstoornissen aanpakken: Als u aanhoudende slaapproblemen heeft, kan het nuttig zijn om een arts te raadplegen. Slaapstoornissen zoals slapeloosheid, slaapapneu en het rustelozebenensyndroom kunnen de kwaliteit van uw slaap verstoren en kunnen medische behandeling vereisen.

Door prioriteit te geven aan goede slaapgewoonten en eventuele slaapstoornissen aan te pakken, kunt u de kwaliteit van uw slaap verbeteren en uw algehele gezondheid en welzijn ondersteunen.

Het belang van slaap

Slaap is van cruciaal belang voor de algehele gezondheid en het welzijn. Het is tijdens de slaap dat het lichaam zichzelf herstelt en herstelt, waardoor we optimaal kunnen functioneren als we wakker zijn. Hier zijn enkele belangrijke redenen waarom slaap belangrijk is:

Lichamelijk herstel: tijdens de slaap herstelt en herstelt het lichaam weefsels en organen, versterkt het het immuunsysteem en geeft het de hersenen en het lichaam nieuwe energie.

Mentaal herstel: slaap is essentieel voor cognitief functioneren, inclusief geheugenconsolidatie, leren en probleemoplossing.

Hormoonregulatie: slaap speelt een cruciale rol bij het reguleren van hormonen die de eetlust, het metabolisme en de stressrespons beheersen.

Stemmingsregulatie: Gebrek aan slaap is in verband gebracht met een verhoogd risico op depressie, angst en andere stemmingsstoornissen.

de atletische prestaties, reactietijd en besluitvormingsvermogen verbeteren .

Over het algemeen is het krijgen van voldoende slaap van hoge kwaliteit cruciaal voor het behoud van de fysieke en mentale gezondheid, evenals voor het optimaliseren van het dagelijks functioneren en de prestaties.

Hoeveel slaap is er nodig

De aanbevolen hoeveelheid slaap varieert afhankelijk van leeftijd en individuele behoeften. Volgens de National Sleep Foundation zijn hier de algemene richtlijnen voor aanbevolen uren slaap per nacht:

Pasgeborenen (0-3 maanden): 14-17 uur

Zuigelingen (4-11 maanden): 12-15 uur

Peuters (1-2 jaar): 11-14 uur

Kleuters (3-5 jaar): 10-13 uur

Schoolgaande kinderen (6-13 jaar): 9-11 uur

Tieners (14-17 jaar): 8-10 uur

Volwassenen (18-64 jaar): 7-9 uur

Oudere volwassenen (65+ jaar): 7-8 uur

Het is belangrijk op te merken dat dit algemene richtlijnen zijn en dat individuele slaapbehoeften kunnen variëren. Sommige mensen voelen zich uitgerust met minder uren slaap, terwijl anderen meer nodig hebben. Het is belangrijk om aandacht te besteden aan de signalen van je eigen lichaam en je slaapgewoonten daarop aan te passen.

Tips om de slaapkwaliteit te verbeteren

Door de kwaliteit van uw slaap te verbeteren, kunt u zich de hele dag uitgeruster en energieker voelen. Hier zijn enkele tips om de slaapkwaliteit te verbeteren:

Houd u aan een regelmatig slaapschema: probeer elke dag op hetzelfde tijdstip naar bed te gaan en wakker te worden, zelfs in het weekend.

Creëer een ontspannende bedtijdroutine: ontwikkel een ontspannende routine voor het slapengaan, zoals een warm bad nemen, een boek lezen of ontspanningstechnieken zoals meditatie oefenen.

Creëer een comfortabele slaapomgeving: Zorg ervoor dat uw slaapkamer stil, koel en donker is, met comfortabel beddengoed en kussens.

Beperk cafeïne, alcohol en grote maaltijden voor het slapengaan: vermijd 's avonds cafeïne en alcohol en probeer geen grote maaltijden te eten vlak voor het slapen gaan.

Beperk de schermtijd voor het slapengaan: het blauwe licht dat wordt uitgezonden door elektronische apparaten kan de slaap verstoren. Probeer ten minste een uur voor het slapengaan het gebruik van elektronische apparaten te vermijden.

Regelmatige lichaamsbeweging gedurende de dag: regelmatige lichaamsbeweging kan u helpen gemakkelijker in slaap te vallen en beter te slapen.

Overweeg natuurlijke remedies: bepaalde kruiden en supplementen, zoals valeriaanwortel en melatonine, kunnen de slaapkwaliteit helpen verbeteren. Praat met uw zorgverlener voordat u natuurlijke remedies probeert.

Door deze tips in uw routine op te nemen, kunt u mogelijk de kwaliteit van uw slaap verbeteren en wakker worden met een verfrist en energieker gevoel.

Hoofdstuk nr. 5

Stress management

Stress is een normaal onderdeel van het leven, maar overmatige stress kan negatieve gevolgen hebben voor zowel de fysieke als de mentale gezondheid. Het beheersen van stress is belangrijk voor het behoud van de algehele gezondheid en het welzijn. In dit hoofdstuk bespreken we enkele strategieën om met stress om te gaan.

Identificeer stresstriggers: De eerste stap bij het beheersen van stress is het identificeren van de factoren die stress veroorzaken.

Als je eenmaal weet waardoor je je gestrest voelt, kun je strategieën ontwikkelen om ermee om te gaan.

Oefen ontspanningstechnieken: Ontspanningstechnieken, zoals diep ademhalen, progressieve spierontspanning en meditatie, kunnen helpen stress te verminderen en ontspanning te bevorderen.

Zorg voor regelmatige lichaamsbeweging: regelmatige lichaamsbeweging kan helpen stress te verminderen en de stemming te verbeteren.

Zorg voor voldoende slaap: Gebrek aan slaap kan het stressniveau verhogen. Streef naar zeven tot negen uur slaap per nacht.

Maak contact met anderen: Sociale steun kan helpen stress te verminderen en de stemming te verbeteren. Maak tijd vrij voor vrienden en familie en overweeg lid te worden van een steungroep.

Geef prioriteit aan zelfzorg: voor jezelf zorgen is essentieel om met stress om te gaan. Maak tijd vrij voor activiteiten die u leuk vindt, zoals lezen, naar muziek luisteren of een bad nemen.

Zoek professionele hulp: als stress uw dagelijks leven beïnvloedt, overweeg dan om hulp te zoeken bij een professional in de geestelijke gezondheidszorg. Ze kunnen u helpen bij het ontwikkelen van copingstrategieën en aanvullende ondersteuning bieden.

Door deze strategieën in uw routine op te nemen, kunt u stress effectief beheersen en uw algehele gezondheid en welzijn verbeteren.

De effecten van stress op de gezondheid

Stress is een normaal onderdeel van het leven, maar wanneer stress chronisch of overmatig wordt, kan dit negatieve gevolgen hebben voor zowel de fysieke als de mentale gezondheid. Hier zijn enkele van de effecten van stress op de gezondheid:

Geestelijke gezondheid: Chronische stress kan leiden tot angst, depressie en andere psychische aandoeningen.

Cardiovasculaire gezondheid: Chronische stress kan leiden tot hoge bloeddruk, hartaandoeningen en beroertes.

Immuunsysteem: Chronische stress kan het immuunsysteem verzwakken, waardoor je vatbaarder wordt voor infecties en ziektes.

Spijsverteringsstelsel: Stress kan spijsverteringsproblemen veroorzaken, zoals maagpijn, diarree en constipatie.

Slaap: Stress kan de slaap verstoren, waardoor het moeilijk wordt om in slaap te vallen of in slaap te blijven.

Gewicht: Chronische stress kan leiden tot gewichtstoename of - verlies, evenals ongezonde eetgewoonten.

Huid: Stress kan huidproblemen veroorzaken, zoals acne, netelroos en psoriasis.

Het is belangrijk om stress effectief te beheersen om deze negatieve effecten op de gezondheid te voorkomen. Door ontspanningstechnieken te oefenen, regelmatig aan lichaamsbeweging te doen, prioriteit te geven aan zelfzorg en indien nodig professionele hulp te zoeken, kunt u effectief omgaan met stress en uw algehele gezondheid en welzijn verbeteren.

Coping-mechanismen voor stress

Coping-mechanismen zijn strategieën of technieken die individuen gebruiken om stress te beheersen en om te gaan met uitdagende situaties. Hier zijn enkele coping-mechanismen voor stress:

Diepe ademhaling: Diepe ademhalingsoefeningen kunnen helpen stress te verminderen en ontspanning te bevorderen. Adem diep in door je neus, houd een paar seconden vast en adem dan langzaam uit door je mond.

Progressieve spierontspanning: Progressieve spierontspanning omvat het spannen en ontspannen van verschillende spiergroepen in het lichaam om spanning te verminderen en ontspanning te bevorderen.

Lichaamsbeweging: regelmatige lichaamsbeweging kan helpen stress te verminderen en de stemming te verbeteren.

Mindfulness-meditatie: Mindfulness-meditatie omvat het focussen op het huidige moment en het loslaten van afleidingen en negatieve gedachten.

Journaling: het opschrijven van uw gedachten en gevoelens kan u helpen emoties te verwerken en stress te verminderen.

Sociale steun: contact maken met vrienden en familie kan helpen stress te verminderen en de stemming te verbeteren.

Hobby's: Deelnemen aan hobby's en activiteiten die u leuk vindt, kan helpen stress te verminderen en ontspanning te bevorderen.

Professionele hulp: als stress uw dagelijks leven beïnvloedt, overweeg dan om hulp te zoeken bij een professional in de geestelijke gezondheidszorg. Ze kunnen u helpen bij het ontwikkelen van copingstrategieën en aanvullende ondersteuning bieden.

Door deze coping-mechanismen in uw routine op te nemen, kunt u stress effectief beheersen en uw algehele gezondheid en welzijn verbeteren.

Ontspanningstechnieken integreren in het dagelijks leven

Door ontspanningstechnieken in uw dagelijks leven op te nemen, kunt u stress verminderen, ontspanning bevorderen en het algehele welzijn verbeteren. Hier zijn enkele manieren om ontspanningstechnieken in uw dagelijkse routine op te nemen:

Neem pauzes: Neem gedurende de dag korte pauzes om uit te rekken, een wandeling te maken of diepe ademhalingsoefeningen te doen.

Begin en eindig de dag met ontspanning: Oefen ontspanningstechnieken zoals diep ademhalen, meditatie of yoga in de ochtend en voor het slapengaan om de dag rustig te beginnen en te eindigen.

Plan ontspanningstijd: plan tijd in uw dag voor ontspanningsactiviteiten, zoals een bad nemen, een boek lezen of naar kalmerende muziek luisteren.

Oefen mindfulness: Oefen mindfulness gedurende de dag door je te concentreren op het huidige moment en afleidingen en negatieve gedachten los te laten.

Zoek activiteiten die ontspanning bevorderen: Neem deel aan activiteiten die ontspanning bevorderen, zoals een natuurwandeling maken, yoga beoefenen of puzzelen.

Beperk de schermtijd: Verminder de hoeveelheid tijd die u op schermen doorbrengt om stress te verminderen en ontspanning te bevorderen.

Zoek professionele hulp: als je moeite hebt om

ontspanningstechnieken in je routine op te nemen of als stress je dagelijkse leven beïnvloedt, overweeg dan om hulp te zoeken bij een professional in de geestelijke gezondheidszorg. Ze kunnen u helpen bij het ontwikkelen van ontspanningsstrategieën en aanvullende ondersteuning bieden.

Door deze ontspanningstechnieken in uw dagelijkse routine op te nemen, kunt u stress effectief beheersen en uw algehele gezondheid en welzijn verbeteren.

Hoofdstuk nr. 6

Een ondersteuningssyste em bouwen

Het opbouwen van een ondersteuningssysteem kan een cruciale factor zijn om van gezondheid en fitness een levensstijl te maken. Hier zijn enkele manieren om een ondersteuningssysteem op te bouwen:

Identificeer ondersteunende mensen: Identificeer

familieleden, vrienden, collega's of een steungroep die aanmoediging en verantwoordelijkheid kan bieden.

Communiceer uw doelen: communiceer uw gezondheids- en fitnessdoelen naar uw ondersteuningssysteem, zodat zij u kunnen ondersteunen en verantwoordelijk kunnen houden.

Train met een partner: Zoek een trainingspartner die u kan motiveren en aanmoedigen tijdens het sporten.

Word lid van een les of groep: Deelnemen aan een fitnessles of - groep kan een gevoel van gemeenschap en ondersteuning bieden, terwijl u ook verantwoordelijk wordt gehouden.

Gebruik technologie: gebruik apps of online communities om in contact te komen met anderen die dezelfde doelen en interesses delen.

Zoek professionele hulp: Overweeg om hulp te zoeken bij een personal trainer, voedingsdeskundige of professional in de geestelijke gezondheidszorg die aanvullende ondersteuning en begeleiding kan bieden.

Door een ondersteuningssysteem op te bouwen, kunt u uw motivatie en verantwoordelijkheid vergroten en tegelijkertijd een gemeenschapsgevoel creëren rond uw gezondheids- en fitnessdoelen.

Het belang van een ondersteuningssysteem

Een ondersteuningssysteem kan om verschillende redenen

essentieel zijn om van gezondheid en fitness een levensstijl te maken:

Verantwoording: Het hebben van een ondersteuningssysteem kan zorgen voor verantwoording, waardoor u zich kunt blijven inzetten voor uw gezondheids- en fitnessdoelen. Wanneer u anderen heeft die op de hoogte zijn van uw doelen en die in uw succes zijn geïnvesteerd, is de kans groter dat u zich aan uw plan houdt.

Motivatie: Een ondersteuningssysteem kan motivatie bieden wanneer u zich ontmoedigd of ongemotiveerd voelt. Aanmoediging van anderen kan u helpen moeilijke tijden door te komen en gefocust te blijven op uw doelen.

Onderwijs en begeleiding: Uw ondersteuningssysteem kan onderwijs en begeleiding bieden over gezondheids- en fitnessonderwerpen. Dit kan u helpen weloverwogen beslissingen te nemen en een beter begrip te ontwikkelen van de beste manieren om uw doelen te bereiken.

Sociale steun: Sociale steun kan zorgen voor een gevoel van verbondenheid en verbondenheid, wat belangrijk is voor de algehele gezondheid en het welzijn. Mensen om je heen hebben die je doelen ondersteunen en die in je succes investeren, kan helpen stress te verminderen en geluk te vergroten.

Gedeelde ervaringen: het delen van uw gezondheids- en fitnessreis met anderen kan een gevoel van kameraadschap en gedeelde ervaringen creëren. Dit kan je helpen je minder alleen te voelen tijdens je reis en kan een gevoel van gemeenschap geven.

Over het algemeen kan een ondersteuningssysteem cruciaal zijn om van gezondheid en fitness een levensstijl te maken. Het kan zorgen voor verantwoording, motivatie, onderwijs, sociale steun en een gevoel van gedeelde ervaringen.

123

Hoe een ondersteuningssysteem te bouwen

Het opbouwen van een ondersteuningssysteem voor uw gezondheids- en fitnessdoelen omvat het nemen van opzettelijke stappen om uzelf te omringen met mensen die aanmoediging, verantwoordelijkheid en ondersteuning kunnen bieden. Hier zijn enkele manieren om een ondersteuningssysteem op te bouwen:

Identificeer ondersteunende mensen: denk aan familieleden, vrienden, collega's of zelfs online gemeenschappen die in uw succes hebben geïnvesteerd en die uw gezondheids- en fitnessdoelen positief kunnen versterken.

Communiceer uw doelen: deel uw gezondheids- en fitnessdoelen met uw ondersteuningssysteem en wees specifiek over wat u hoopt te bereiken. Dit zal hen helpen uw reis te begrijpen en betere ondersteuning te bieden.

Train met een partner: het vinden van een trainingspartner

die uw doelen deelt en u kan motiveren en aanmoedigen tijdens het sporten, kan u helpen verantwoordelijk te blijven en uw trainingen leuker te maken.

Word lid van een les of groep: Overweeg om lid te worden van een fitnessles of -groep waar u in contact kunt komen met anderen die dezelfde doelen en interesses delen. Dit kan een gevoel van gemeenschap en verantwoordelijkheid geven.

Gebruik technologie: gebruik apps of online communities om in contact te komen met anderen die vergelijkbare doelen hebben en ondersteuning en begeleiding kunnen bieden.

Zoek professionele hulp: Overweeg om samen te werken met een personal trainer, voedingsdeskundige of professional in de geestelijke gezondheidszorg die begeleiding en ondersteuning kan bieden terwijl u aan uw doelen werkt.

Het opbouwen van een ondersteuningssysteem kost tijd en moeite, maar de beloningen kunnen aanzienlijk zijn. Jezelf omringen met mensen die in je succes investeren, kan je helpen gemotiveerd en verantwoordelijk te blijven, en kan een gevoel van gemeenschap en gedeelde ervaringen geven.

Verantwoordingspartner s zoeken

Het vinden van verantwoordingspartners die u kunnen ondersteunen en motiveren tijdens uw gezondheids- en fitnesstraject kan een geweldige manier zijn om een ondersteuningssysteem op te bouwen. Hier zijn enkele tips voor het vinden van verantwoordingspartners:

Zoek naar gelijkgestemde individuen: zoek mensen op die dezelfde doelen en interesses hebben als jij. Dit kunnen vrienden, familieleden, collega's of zelfs mensen zijn die je ontmoet in de sportschool of tijdens fitnesslessen.

Stel duidelijke verwachtingen: wees duidelijk over wat u van uw verantwoordingspartner verwacht en wat zij van u kunnen verwachten. Dit kan ervoor zorgen dat u beiden op dezelfde pagina zit en elkaar effectief kunt ondersteunen.

Zoek iemand die ervaring heeft: zoek iemand die ervaring heeft op de gebieden waarin u wilt verbeteren, of het nu gaat om lichaamsbeweging, voeding of stressmanagement. Zij kunnen op basis van hun eigen ervaringen begeleiding en ondersteuning bieden.

Word lid van een steungroep: zoek naar lokale steungroepen of online communities die zich richten op gezondheid en fitness. Dit kan een geweldige manier zijn om in contact te komen met anderen die jouw doelen delen en die ondersteuning en motivatie kunnen bieden.

Gebruik technologie: er zijn veel apps en online tools beschikbaar die u kunnen helpen bij het vinden van verantwoordingspartners, het bijhouden van de voortgang en het geven van motivatie.

Overweeg deze hulpmiddelen te gebruiken om contact te maken met anderen die u kunnen ondersteunen bij uw gezondheids- en fitnessreis.

Onthoud dat verantwoordingspartners motivatie en ondersteuning kunnen bieden, maar uiteindelijk is uw succes aan u. Zorg ervoor dat u realistische doelen stelt, toegewijd blijft en open communiceert met uw verantwoordingspartner om de voordelen van dit ondersteuningssysteem te maximaliseren.

Hoofdstuk nr. 7

Obstakels overwinnen en gemotiveerd blijven

Obstakels overwinnen en gemotiveerd blijven is essentieel voor het behouden van een gezonde levensstijl. Hier zijn enkele tips om gemotiveerd te blijven en obstakels te overwinnen:

Stel realistische doelen: Door realistische doelen te stellen, kunt u gemotiveerd en gefocust blijven. Zorg ervoor dat uw doelen haalbaar zijn en specifiek zijn voor uw behoeften.

Vind uw waarom: als u begrijpt waarom u veranderingen in uw gezondheid en conditie wilt aanbrengen, kunt u gemotiveerd blijven. Overweeg om je waarom op te schrijven en ernaar terug te verwijzen als je een herinnering nodig hebt.

Vier uw successen: Het vieren van uw successen, hoe klein ook, kan u helpen gemotiveerd te blijven. Herken en vier je vorderingen onderweg.

Creëer een routine: Het creëren van een routine kan u helpen op het goede spoor te blijven en obstakels te overwinnen. Plan tijd in voor lichaamsbeweging, maaltijdplanning en ontspanning.

Vind ondersteuning: Door een ondersteuningssysteem op te bouwen, kunt u gemotiveerd blijven en obstakels overwinnen. Steun op uw verantwoordingspartners, familie en vrienden voor ondersteuning.

Wees aardig voor jezelf: vergeet niet om aardig voor jezelf te zijn en oefen zelfcompassie. Sla jezelf niet in elkaar over tegenslagen of mislukkingen, maar gebruik ze als kansen voor groei en leren.

Mix dingen: nieuwe dingen proberen kan je helpen gemotiveerd te blijven en verveling te voorkomen. Overweeg nieuwe vormen van lichaamsbeweging of nieuwe gezonde recepten uit te proberen.

Onthoud dat gemotiveerd blijven en het overwinnen van obstakels een continu proces is. Wees geduldig met jezelf en blijf toegewijd aan je doelen.

Veelvoorkomende obstakels voor het behouden van een gezonde levensstijl

Het handhaven van een gezonde levensstijl kan een uitdaging zijn en er zijn verschillende veelvoorkomende obstakels waarmee mensen te maken kunnen krijgen. Hier zijn enkele van de meest voorkomende obstakels en hoe u deze kunt overwinnen:

Gebrek aan tijd: Veel mensen hebben moeite om tijd te vinden om te sporten of om gezonde maaltijden te bereiden. Om dit op te lossen, kunt u proberen uw trainingen en maaltijdbereidingstijd in uw agenda te plannen. Dit kan u helpen op het goede spoor te blijven en ervoor te zorgen dat u tijd vrijmaakt voor uw gezondheid.

Gebrek aan motivatie: het is normaal dat je je soms ongemotiveerd voelt, maar het is belangrijk om manieren te vinden om gemotiveerd te blijven. Probeer doelen te stellen, een verantwoordelijkheidspartner te vinden of uw trainingsroutine door elkaar te halen om het interessant te houden.

Stress en emotioneel eten: Stress kan leiden tot emotioneel eten, wat uw gezonde levensstijl kan doen ontsporen. Probeer gezonde manieren te vinden om met stress om te gaan, zoals lichaamsbeweging, meditatie of praten met een therapeut.

Sociale druk: sociale gebeurtenissen en groepsdruk kunnen het moeilijk maken om vast te houden aan je gezonde levensstijl. Om dit te verhelpen, kun je proberen je eigen gezonde tussendoortjes mee te nemen naar sociale evenementen of actieve uitstapjes met vrienden voorstellen.

Financiële beperkingen: Gezond eten en lid worden van een sportschool kan duur zijn, maar er zijn manieren om financiële beperkingen te overwinnen. Overweeg producten te kopen die in het seizoen of in de uitverkoop zijn, gebruik te maken van gratis trainingsbronnen online of zoek een trainingsmaatje om de kosten van een lidmaatschap van een sportschool te delen.

Onthoud dat obstakels een normaal onderdeel zijn van de reis naar een gezonde levensstijl.

Door potentiële obstakels te identificeren en manieren te vinden om deze te overwinnen, kunt u op het goede spoor blijven en uw doelen bereiken.

Strategieën om obstakels te overwinnen

Hier zijn enkele aanvullende strategieën om obstakels te overwinnen en gemotiveerd te blijven:

Concentreer u op kleine veranderingen: Het aanbrengen van kleine, duurzame veranderingen in uw levensstijl kan effectiever zijn dan alles in één keer te herzien. Begin met een of twee kleine veranderingen, zoals meer groenten aan je maaltijden toevoegen of elke dag een korte wandeling maken, en bouw van daaruit geleidelijk op.

Vind uw waarom: denk na over waarom u een wijziging wilt aanbrengen en wat dit voor u betekent. Of het nu is om je gezondheid te verbeteren, je zelfverzekerder te voelen of een positief voorbeeld te zijn voor je kinderen, een sterke motivatie kan je helpen toegewijd te blijven.

Vier vooruitgang: vier uw successen, hoe klein ze ook lijken. Of het nu gaat om een week lang je trainingsroutine volhouden of een gezonde snack verkiezen boven een minder gezonde optie, neem de tijd om je vooruitgang te erkennen en te vieren.

Krijg ondersteuning: Wees niet bang om hulp te vragen wanneer je het nodig hebt. Of het nu van een vriend, familielid of professional is, steun en verantwoordelijkheid kunnen een groot verschil maken om op het goede spoor te blijven.

Wees flexibel: het leven is onvoorspelbaar en het is belangrijk om flexibel en aanpasbaar te zijn in uw aanpak. Als iets niet gaat zoals gepland, geef dan niet op. Zoek in plaats daarvan een manier om je plan aan te passen en vooruit te blijven gaan.

Vergeet niet dat het opbouwen van een gezonde levensstijl tijd en moeite kost, maar op de lange termijn is het de moeite waard. Door gemotiveerd te blijven, strategieën te vinden om obstakels te overwinnen en jezelf te omringen met ondersteuning, kun je je doelen berciken en jarenlang een gezonde levensstijl behouden.

Tips om gemotiveerd te blijven

Hier zijn enkele tips om gemotiveerd te blijven:

Stel specifieke, haalbare doelen: Door specifieke, haalbare doelen te stellen, kun je gefocust en gemotiveerd blijven. Breek uw grotere doelen op in kleinere, beter beheersbare doelen en houd uw voortgang bij.

Zoek een verantwoordingspartner: iemand hebben die u verantwoordelijk houdt, kan een grote motivator zijn. Zoek een vriend of familielid die jouw doelen deelt of overweeg een coach of personal trainer in te huren.

Mix it up: Elke dag hetzelfde doen kan saai worden en leiden tot een burn-out. Varieer uw trainingsroutine door nieuwe oefeningen of lessen te proberen, en varieer uw maaltijden door te experimenteren met nieuwe gezonde recepten.

Beloon jezelf: Zet een beloningssysteem op voor het bereiken van je doelen. Of het nu gaat om een nieuwe trainingsoutfit, een massage of een avondje uit met vrienden, iets hebben om naar uit te kijken kan je gemotiveerd houden.

Houd het positief: focus op de positieve aspecten van je gezonde levensstijl, zoals je energieker voelen, beter slapen of een nieuw persoonlijk record behalen. Vier je successen en wees lief voor jezelf als je tegenslagen ervaart.

Visualiseer succes: Neem de tijd om te visualiseren dat u uw doelen bereikt. Stel je voor hoe je je voelt, hoe je eruit ziet en wat je kunt bereiken als je je doel bereikt.

Maak er een gewoonte van: Consistentie is de sleutel als het gaat om gemotiveerd blijven.

Maak van je gezonde gewoonten een vast onderdeel van je routine, en al snel zullen ze een tweede natuur worden.

Hoofdstuk nr. 8

Conclusie

Concluderend, van gezondheid en fitness een levensstijl maken is een belangrijk en lonend doel. Door realistische doelen te stellen, een plan voor lichaamsbeweging en voeding te maken, voldoende slaap te krijgen, stress te beheersen, een ondersteuningssysteem op te bouwen en gemotiveerd te blijven, kunt u een gezonde levensstijl bereiken en behouden. Vergeet niet dat het niet om perfectie gaat, maar om vooruitgang. Kleine veranderingen kunnen een groot verschil maken in uw algehele gezondheid en welzijn. Door gezonde gewoonten onderdeel te maken van uw dagelijkse routine, kunt u genieten van een langer, gezonder en bevredigender leven.

De voordelen van een gezonde levensstijl

Het aannemen van een gezonde levensstijl kan verschillende voordelen met zich meebrengen, waaronder:

Verbeterde fysieke gezondheid: Een gezonde levensstijl kan het risico op chronische ziekten zoals hartaandoeningen, diabetes en bepaalde soorten kanker verminderen. Het kan ook de cardiovasculaire gezondheid verbeteren, het immuunsysteem versterken en de algehele fysieke conditie verbeteren.

Betere geestelijke gezondheid: Lichaamsbeweging, gezond eten en voldoende slaap krijgen kunnen allemaal bijdragen aan een betere geestelijke gezondheid. Een gezonde levensstijl kan het risico op depressie en angst verminderen, de stemming en cognitieve functie verbeteren en het gevoel van eigenwaarde vergroten.

Verhoogde energie en productiviteit: Een gezonde levensstijl kan het energieniveau verbeteren, wat kan leiden tot verhoogde productiviteit en een beter vermogen om dagelijkse taken en verantwoordelijkheden aan te kunnen.

Gewichtsbeheersing: Een gezonde levensstijl kan u helpen een gezond gewicht te behouden en het risico op aan obesitas gerelateerde ziekten te verminderen.

Verbeterde kwaliteit van leven: Door de fysieke en mentale gezondheid te verbeteren, kan een gezonde levensstijl de algehele kwaliteit van leven verbeteren, waaronder betere relaties, meer deelname aan activiteiten en een groter gevoel van welzijn.

Levensduur: Het aannemen van een gezonde levensstijl kan de levensverwachting verhogen en het risico op vroegtijdig overlijden verminderen.

Over het algemeen kan een gezonde levensstijl veel voordelen opleveren voor zowel de fysieke als de mentale gezondheid, en de algehele kwaliteit van leven verbeteren.

Het belang om van gezondheid en fitheid een prioriteit te maken

Gezondheid en fitheid tot een prioriteit maken is essentieel voor het behoud van een gezonde levensstijl. Het kan gemakkelijk zijn om onze gezondheid te verwaarlozen wanneer we drukke schema's hebben of wanneer we prioriteit geven aan andere aspecten van ons leven, zoals werk of sociale contacten. Prioriteit geven aan gezondheid en fitheid is echter om verschillende redenen belangrijk:

Ziekte en ziekte voorkomen: Een gezonde levensstijl kan het risico op chronische ziekten zoals hartaandoeningen, beroertes en diabetes verminderen. Door prioriteit te geven aan gezondheid en fitheid, kunt u stappen ondernemen om deze ziekten te voorkomen en uw algehele gezondheid te verbeteren.

Verbetering van de geestelijke gezondheid: Het is aangetoond dat lichaamsbeweging en een gezond dieet de geestelijke gezondheid verbeteren door het risico op depressie en angst te verminderen en de stemming en cognitieve functie te verbeteren. Door prioriteit te geven aan gezondheid en fitheid, kunt u uw mentale welzijn verbeteren en stress verminderen.

Verhoogde productiviteit: Door voor uw gezondheid te zorgen, kunt u het energieniveau verhogen en de productiviteit verbeteren, waardoor u efficiënter kunt zijn in uw dagelijkse taken.

Verbetering van de kwaliteit van leven: Door een gezonde levensstijl aan te houden, kunt u uw algehele kwaliteit van leven verbeteren door uw vermogen om deel te nemen aan activiteiten te vergroten, relaties te verbeteren en uw gevoel van welzijn te vergroten.

Langere levensduur: prioriteit geven aan gezondheid en fitheid kan de levensverwachting verhogen en het risico op vroegtijdig overlijden verminderen.

Kortom, van gezondheid en fitheid een prioriteit maken is cruciaal voor het behouden van een gezonde levensstijl en het verbeteren van de algchele fysieke en mentale gezondheid.

Laatste tips en aanbevelingen

Hier zijn enkele laatste tips en aanbevelingen om van gezondheid en fitness een levensstijl te maken:

Begin klein en bouw momentum op: probeer niet te veel veranderingen tegelijk door te voeren. Begin met kleine, beheersbare veranderingen en bouw geleidelijk aan momentum op naarmate u meer vertrouwd raakt met gezonde gewoonten.

Zoek een activiteit die u leuk vindt: Oefening hoeft geen

karwei te zijn. Zoek een activiteit die je leuk vindt, of het nu yoga, dansen of wandelen is, en maak er een vast onderdeel van je routine van.

Maak gezond eten gemakkelijk: plan vooruit en zorg dat gezonde snacks en maaltijden direct beschikbaar zijn. Bereid maaltijden van tevoren en bewaar gezonde tussendoortjes op je bureau of in je tas om ongezonde verleidingen te voorkomen.

Zorg voor voldoende slaap: maak van slaap een prioriteit door een vaste bedtijd in te stellen en een ontspannen slaapomgeving te creëren. Vermijd elektronica voor het slapen gaan en probeer ontspanningstechnieken om je te helpen ontspannen.

Omring jezelf met ondersteunende mensen: bouw een ondersteuningssysteem op van mensen die je aanmoedigen en motiveren om een gezonde levensstijl te behouden. Dit kunnen vrienden, familie of een fitnessmaatje zijn.

Geef niet op: Onthoud dat tegenslagen een natuurlijk onderdeel van het proces zijn. Als je uitglijdt of een training mist, geef dan niet op. Ga terug op het goede spoor en blijf vooruitgaan.

Door deze tips te volgen en van gezondheid en fitheid een prioriteit te maken, creëer je een gezonde levensstijl die je fysieke en mentale welzijn op de lange termijn ten goede komt.

9 798388 422705